장소와 연관된 물건

상자에 적힌 장소와 연관된 물건을 찾아 동그라미 해보세요.

병원	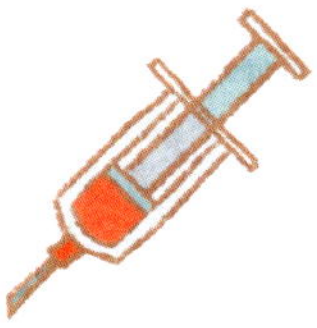 주사기	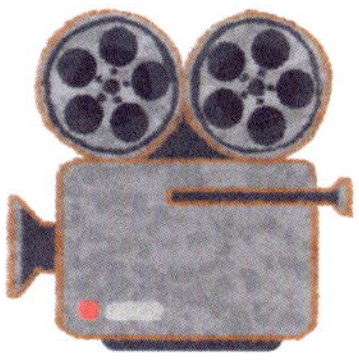 영사기	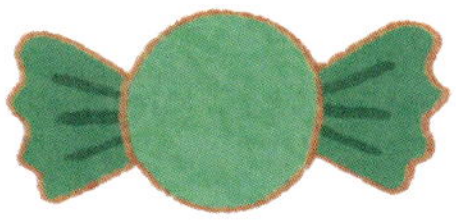 사탕
수영장	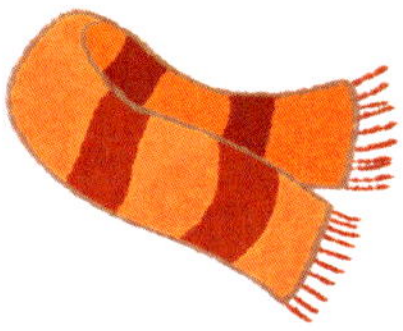 목도리	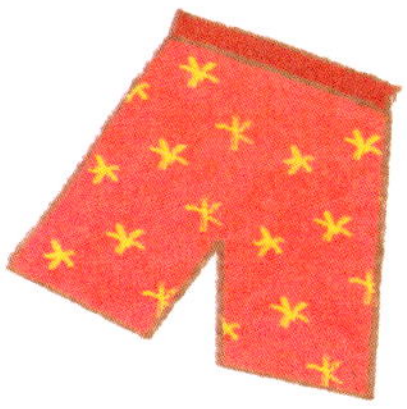 수영복	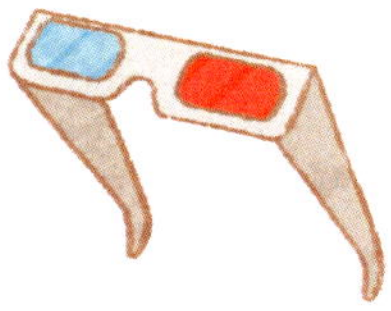 입체 안경
우체국	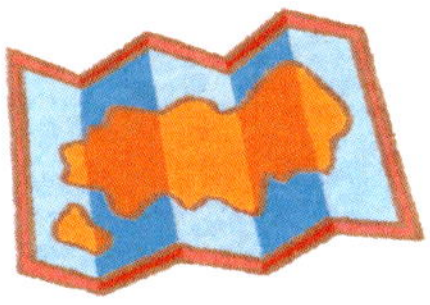 지도	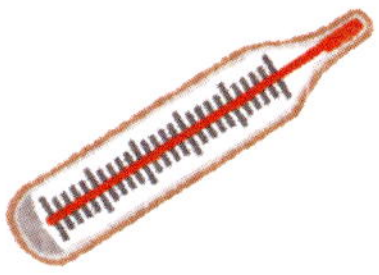 체온계	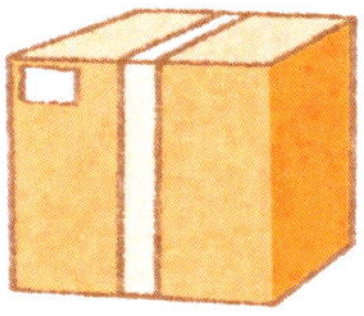 택배
약국	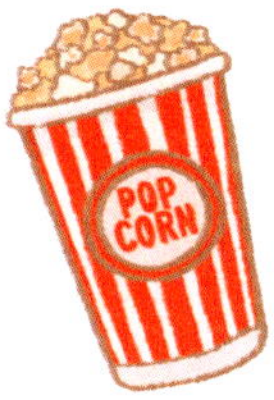 팝콘	편지	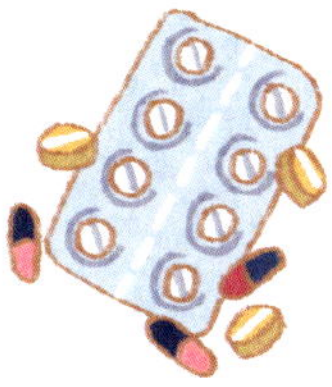 의약품
영화관	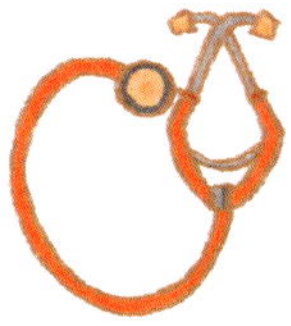 청진기	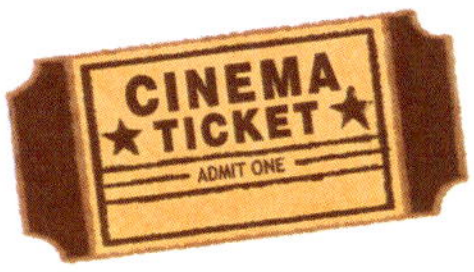 영화표	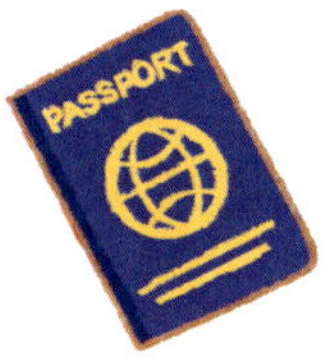 여권

언어력 훈련

속담 완성하기

<보기>를 참고하여 빈칸에 들어갈 단어를 찾고, 속담을 완성해 보세요.

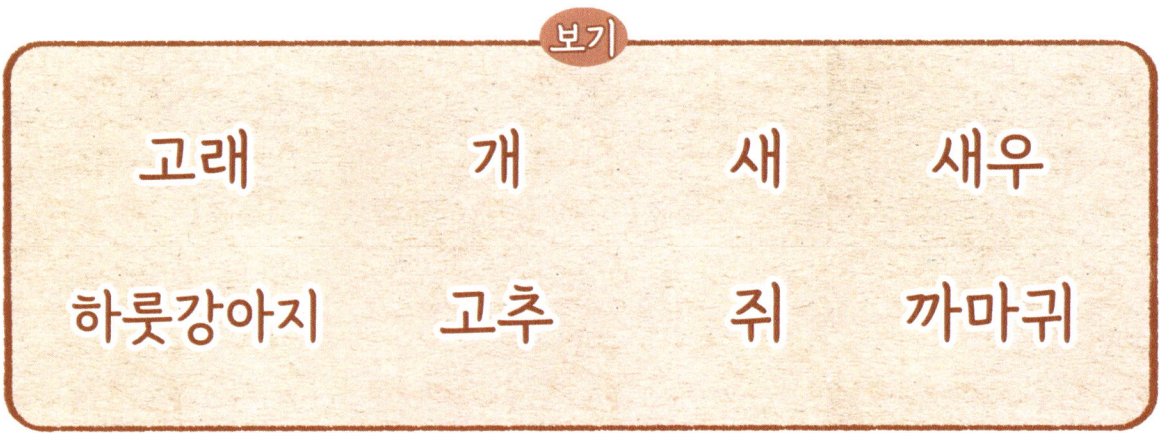

❶ 서당 ☐ 삼 년이면 풍월을 읊는다

❷ 작은 ☐ 가 더 맵다

❸ ☐ 범 무서운 줄 모른다

❹ 낮말은 ☐ 가 듣고 밤말은 ☐ 가 듣는다

❺ ☐ 싸움에 ☐ 등 터진다

동물의 분류

육식 동물과 초식 동물을 분류하여, 알맞은 곳에 선으로 연결해 보세요.

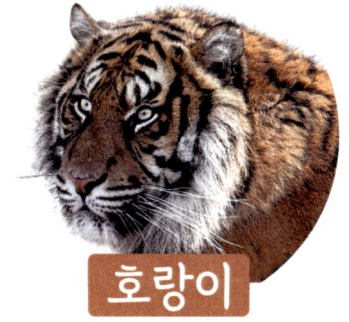
호랑이

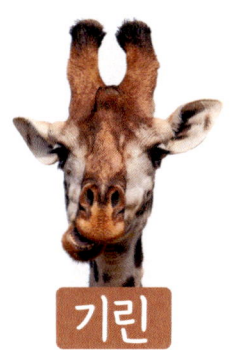
기린

육식 동물

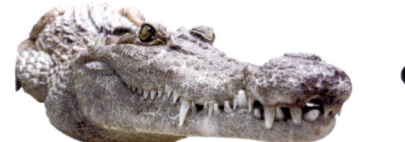
악어

초식 동물

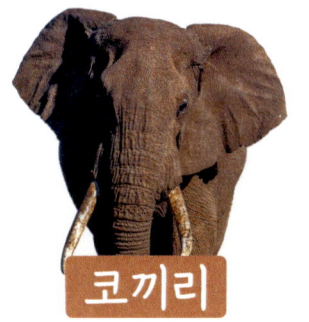
코끼리

그림자 찾기

상자 안 그림의 그림자로 옳은 것을 찾아 동그라미 해보세요.

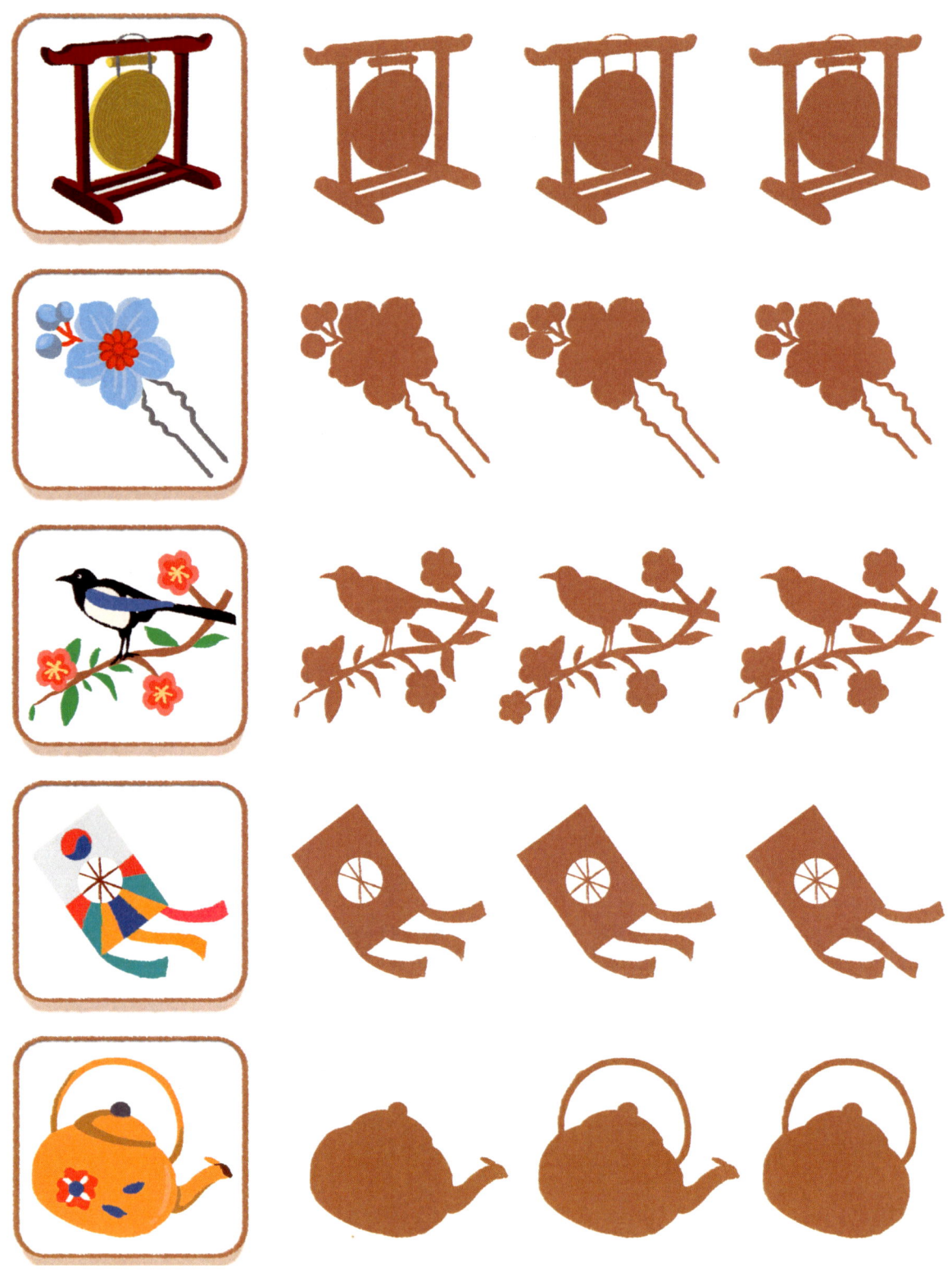

계산력 훈련   년   월   일   요일

저금통 속 돈

저금통 안에 있는 돈으로 살 수 있는 물건을 찾아 모두 동그라미 해보세요.

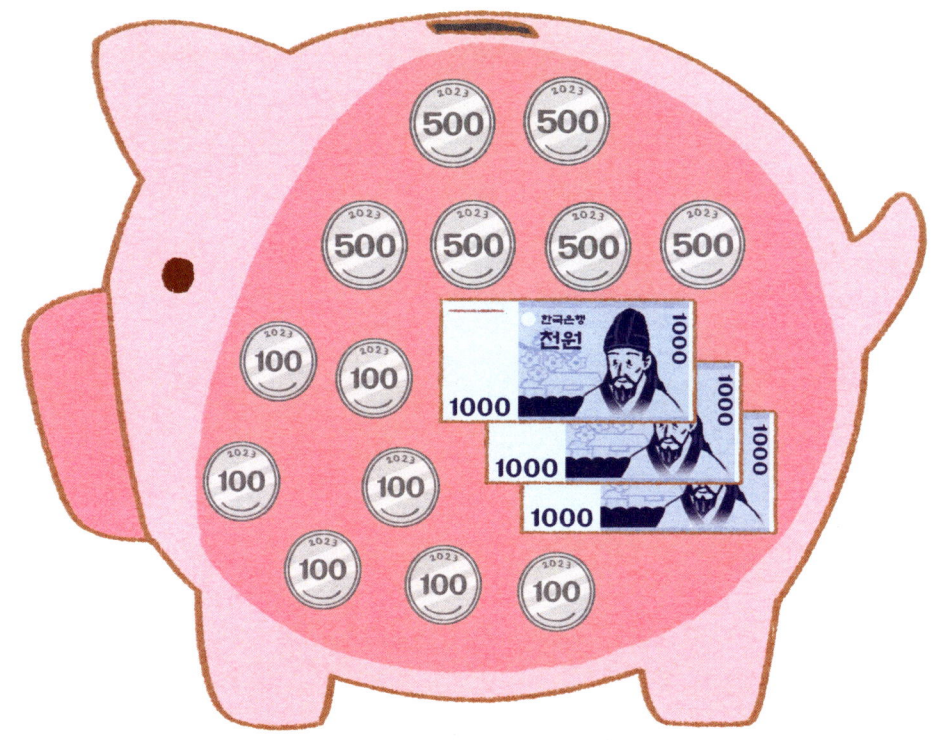

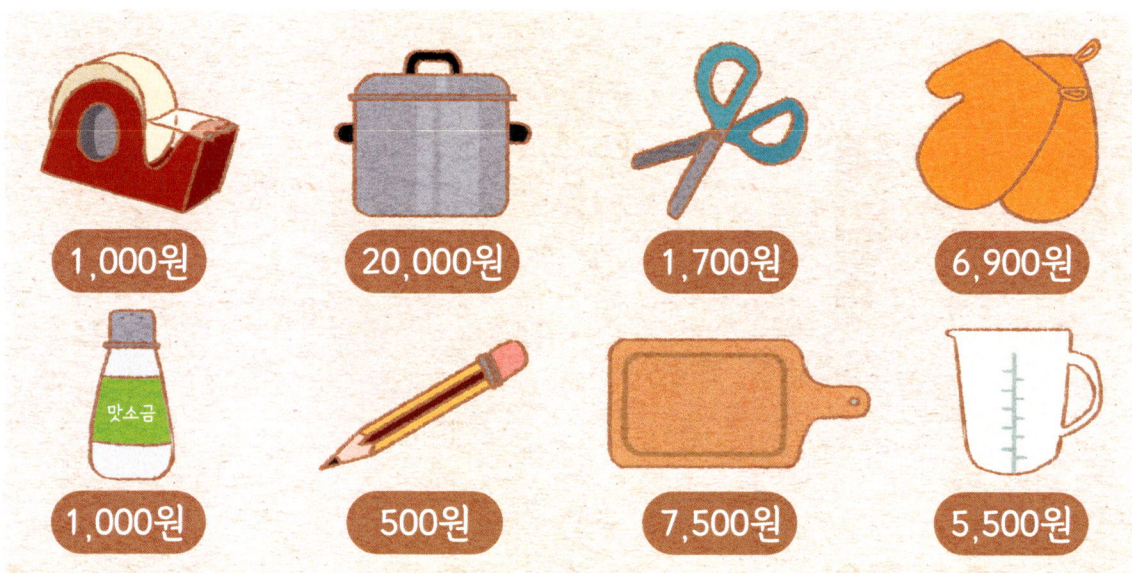

저금통에 있던 돈은 얼마인가요?   정답: _____

저금통에 있는 돈으로 살 수 있는 건 몇 개인가요?   정답: _____

중국집 배달

주문 목록을 보고 주문한 것으로 옳은 철가방에 동그라미 해보세요.

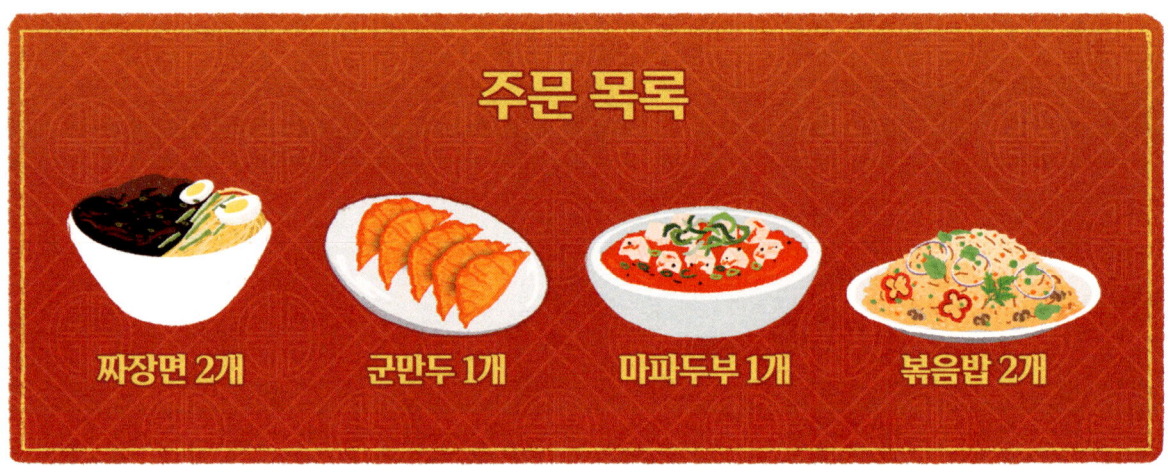

①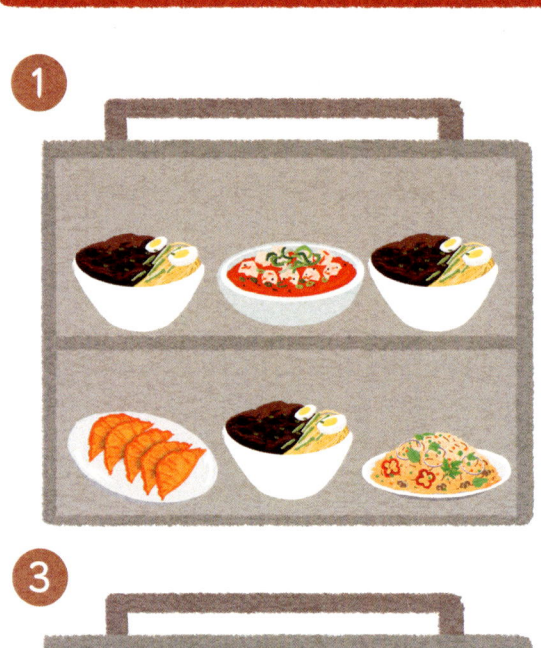

②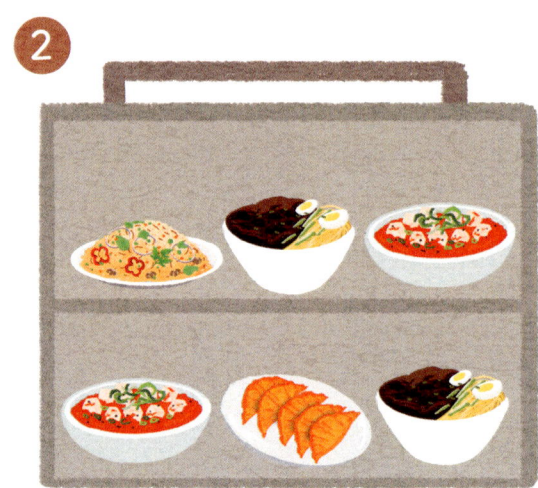

③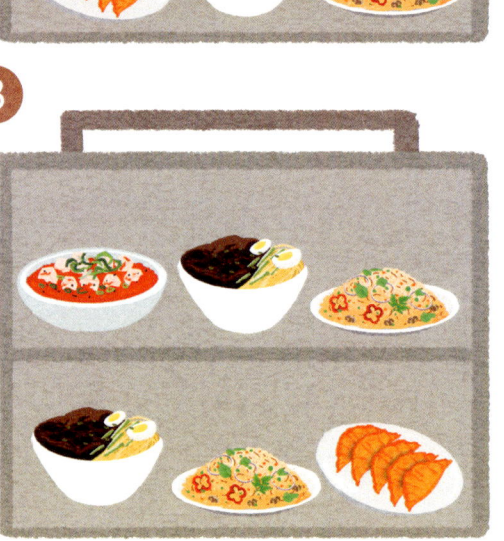

④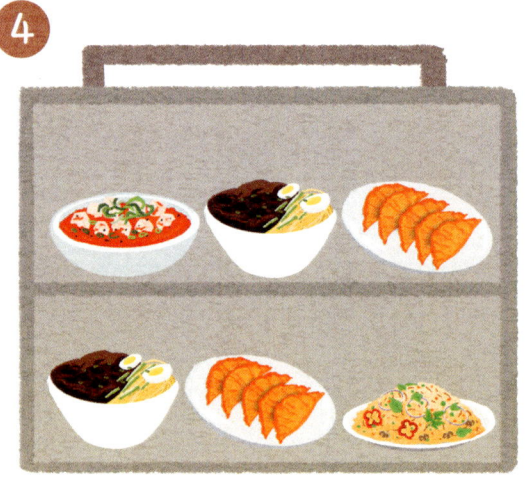

기억력 훈련

과일 이름 기억하기 1

한글 초성을 보고 해당하는 과일의 이름을 적은 뒤, 단어를 기억하세요.

《 예시 》

ㅅ ㄱ ➡ 사과

ㅂ ㄴ ㄴ ➡ _____

ㅂ ㅅ ㅇ ➡ _____

ㅎ ㄹ ㅂ ➡ _____

ㅁ ㅎ ㄱ ➡ _____

ㅍ ㅇ ㅇ ㅍ ➡ _____

과일 이름 기억하기 2

앞 장을 잘 기억해 보고, 암기한 과일만 동그라미 해보세요.

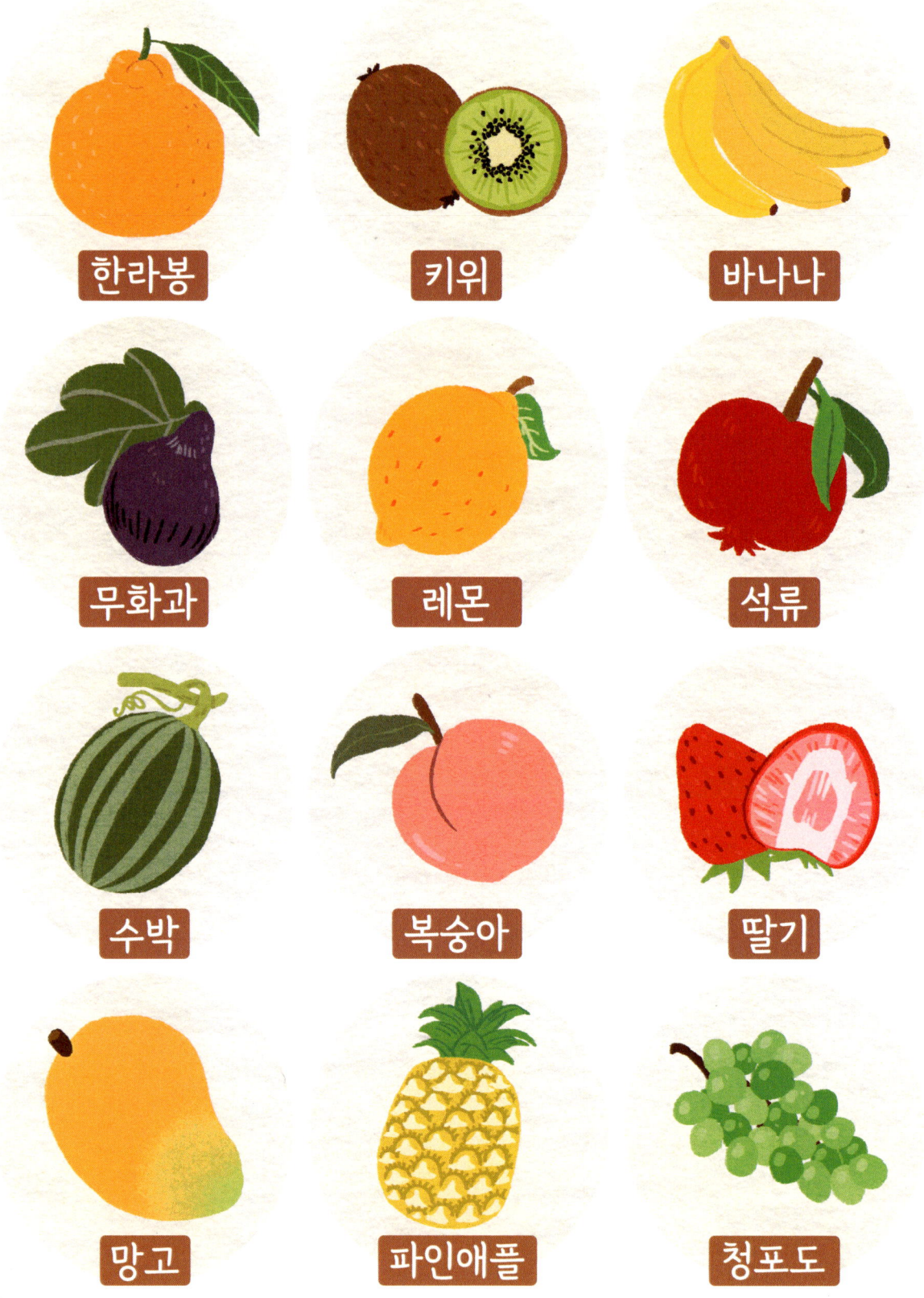

현실감각 훈련   년 월 일 요일

나의 취미 생활

나의 취미들을 생각하며 아래 질문에 답해보세요.

시간이 남을 때 주로 어떤 활동을 하나요?

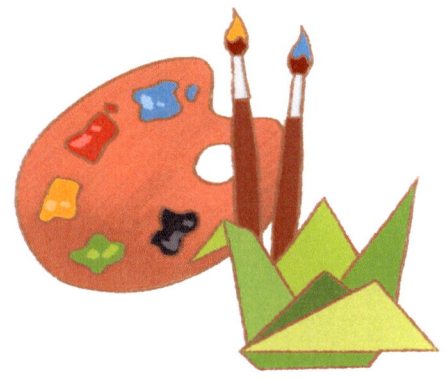

답변: _____

위에 적은 활동 외에 현재 내가 가진 취미들을 적어보세요.

_____

_____

새롭게 배우고 싶은 것이나 해보고 싶은 것을 적어보세요.

_____

_____

문장 완성하기

그림을 보고 올바른 문장이 되도록 순서에 맞게 번호를 적어보세요.

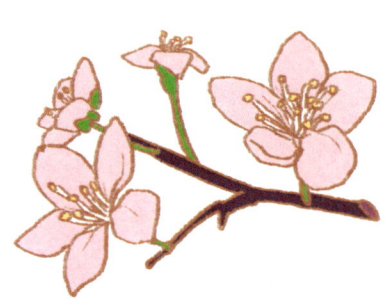

활짝	벚꽃이	피었다.

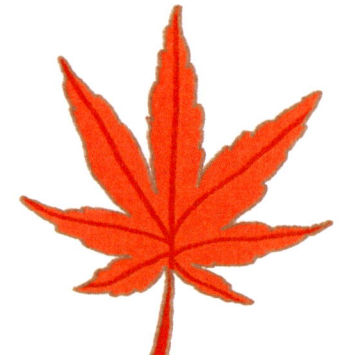

낙엽이	물들었다.	빨갛게

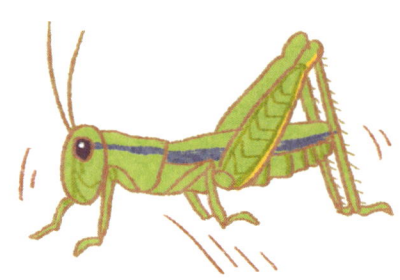

뛴다.	폴짝폴짝	메뚜기가

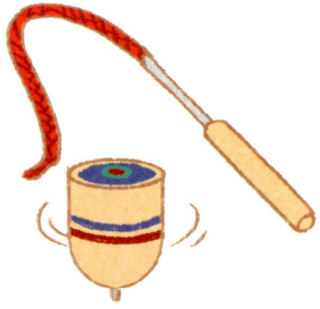

돌아간다.	팽이가	팽그르르

사고력 훈련

동물 퍼즐 맞추기

동물 퍼즐 조각을 맞추고, 알맞은 동물 이름을 찾아 선으로 연결해 보세요.

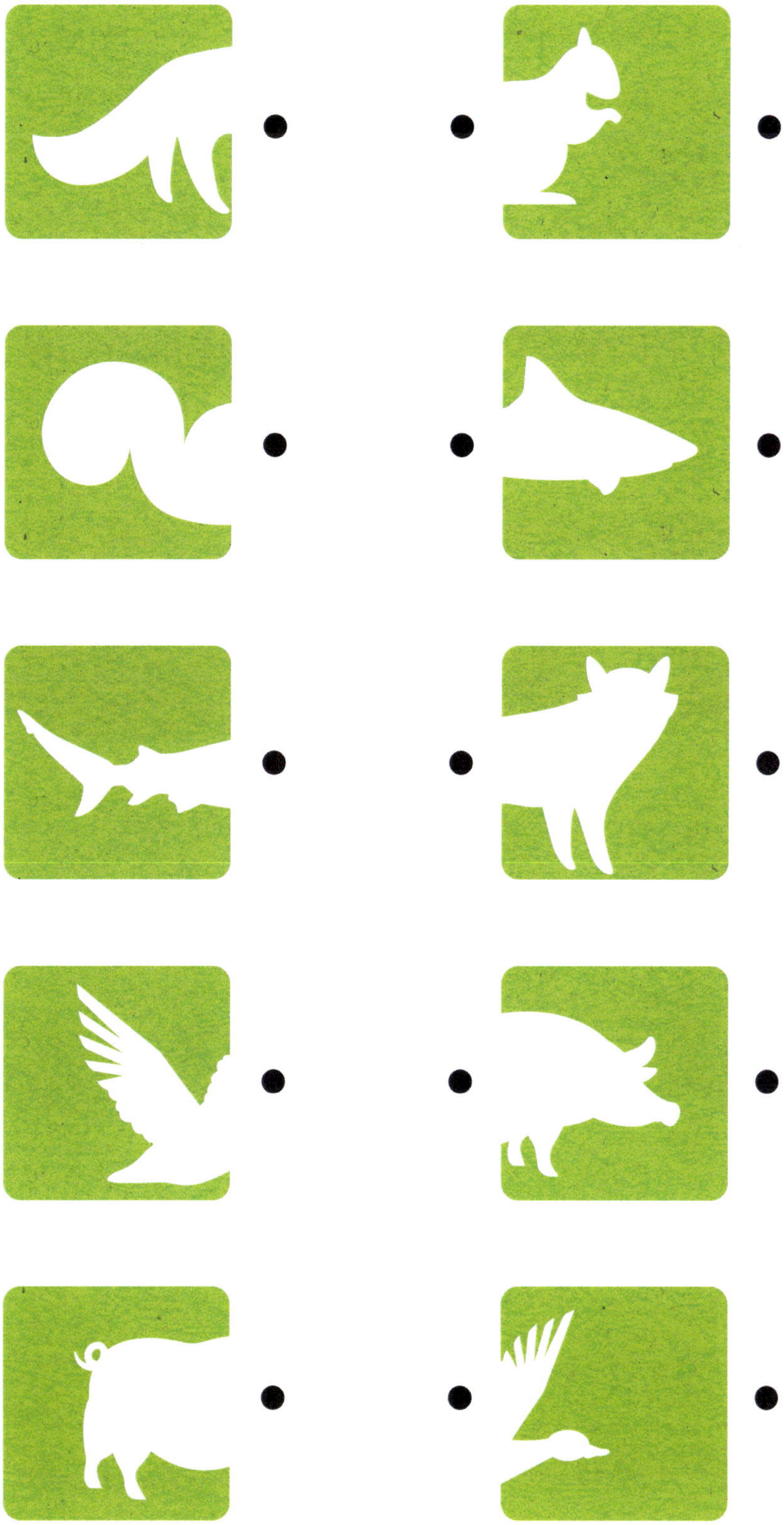

- 여우
- 다람쥐
- 상어
- 오리
- 돼지

똑같이 색칠하기

왼쪽 그림을 보고 오른쪽에 똑같이 색칠해 보세요.

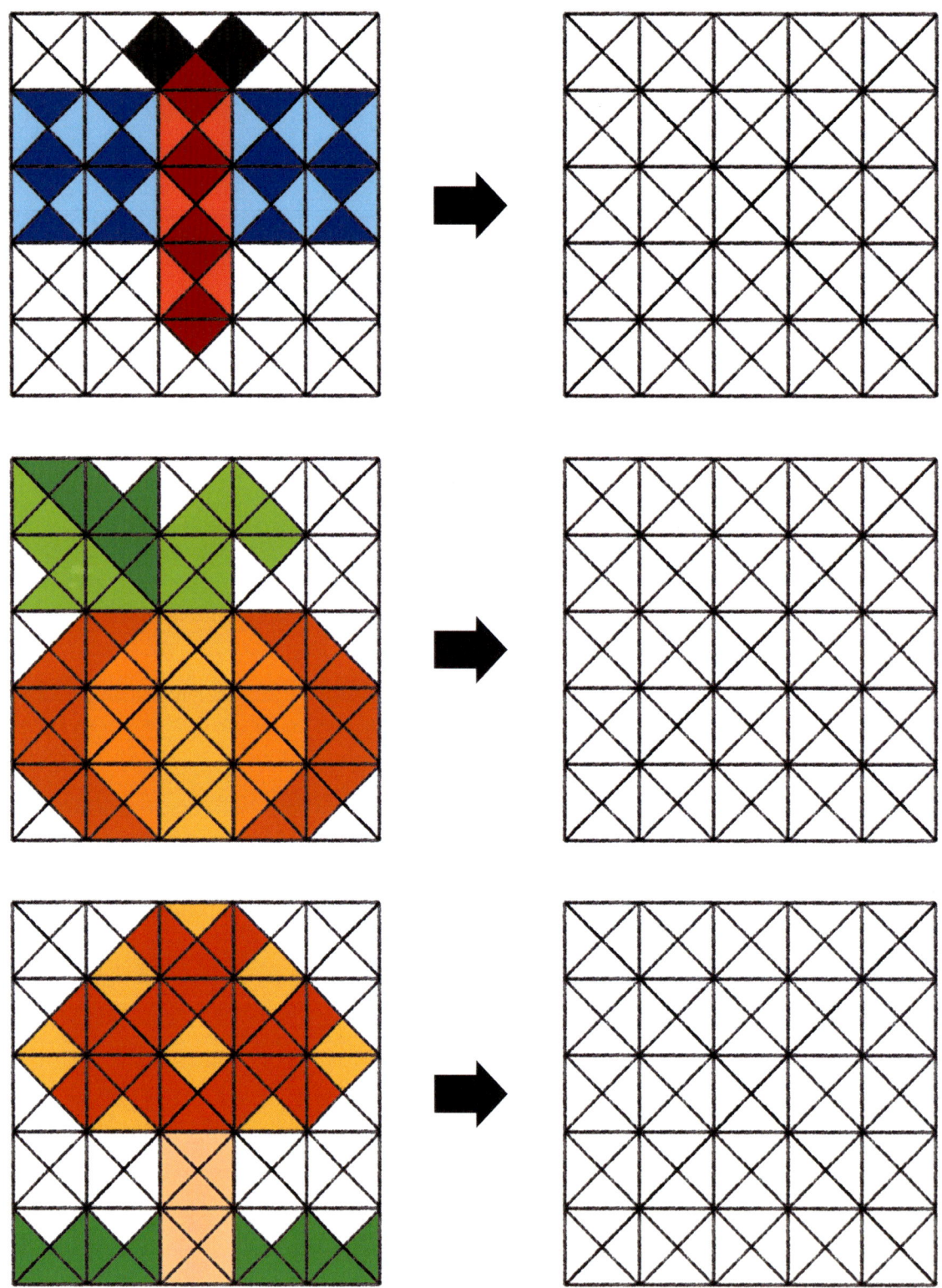

기호 채우기

계산식을 보고 +와 - 중 알맞은 기호를 골라 빈칸에 적어보세요.

1) 10 □ 20 = 30

2) 50 □ 5 = 45

3) 31 □ 12 = 43

4) 22 □ 45 = 67

5) 51 □ 18 = 33

6) 27 □ 13 = 14

7) 41 □ 11 = 30

8) 20 □ 18 = 38

9) 55 □ 34 = 21

10) 15 □ 32 = 47

다른 그림 찾기

두 그림의 다른 부분 5곳을 찾아 동그라미 해보세요.

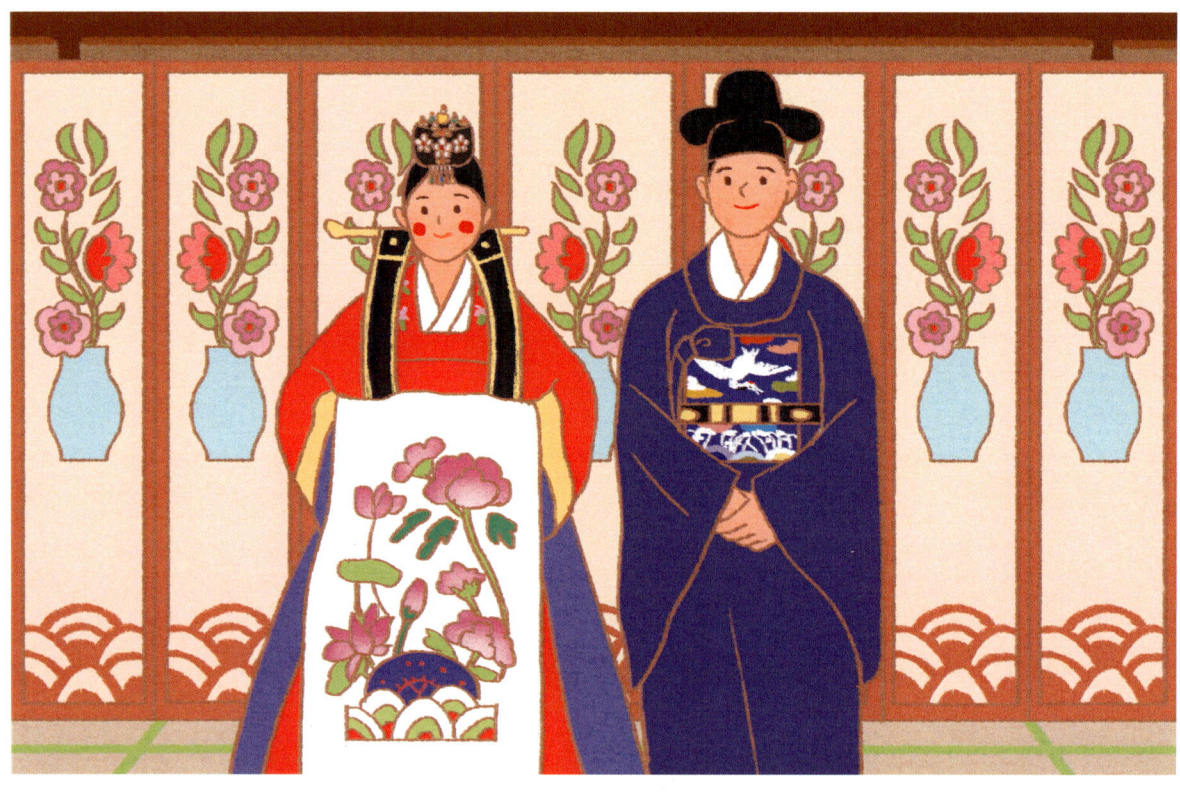

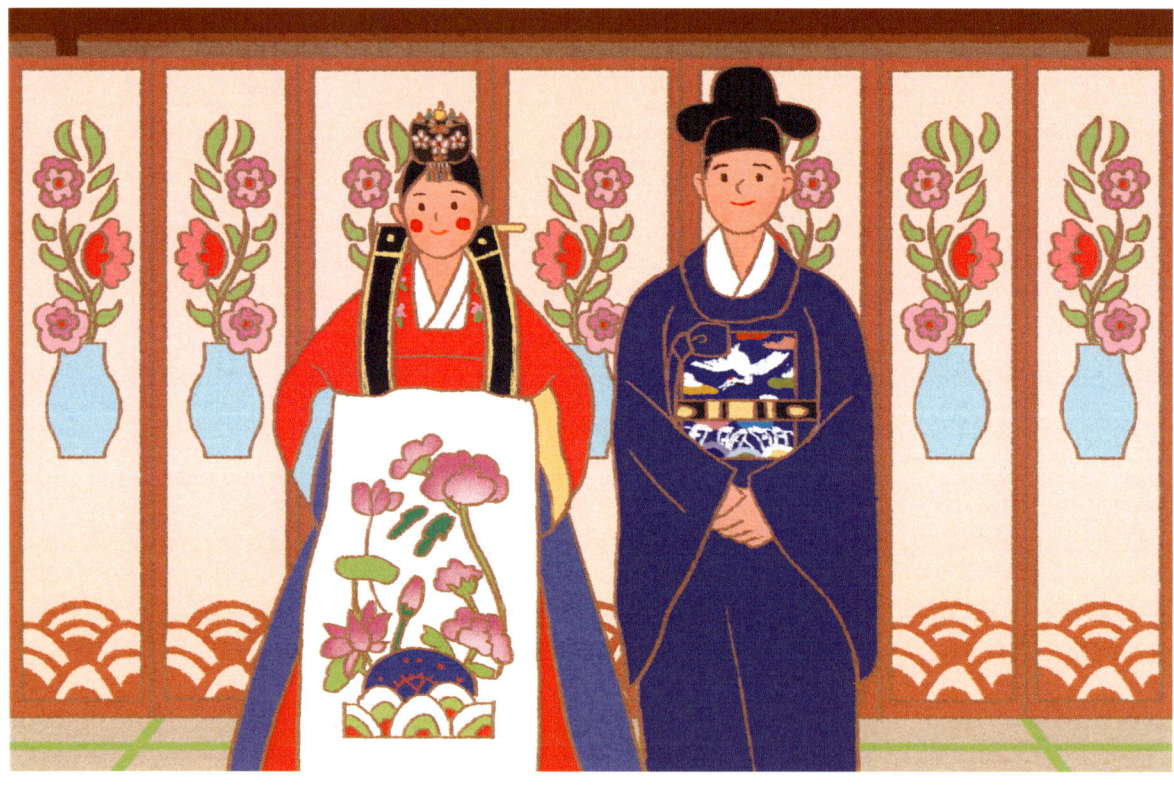

언어력 훈련

초성 그림

〈보기〉의 초성을 이용하여 만들 수 있는 단어의 그림을 모두 동그라미 해보세요.

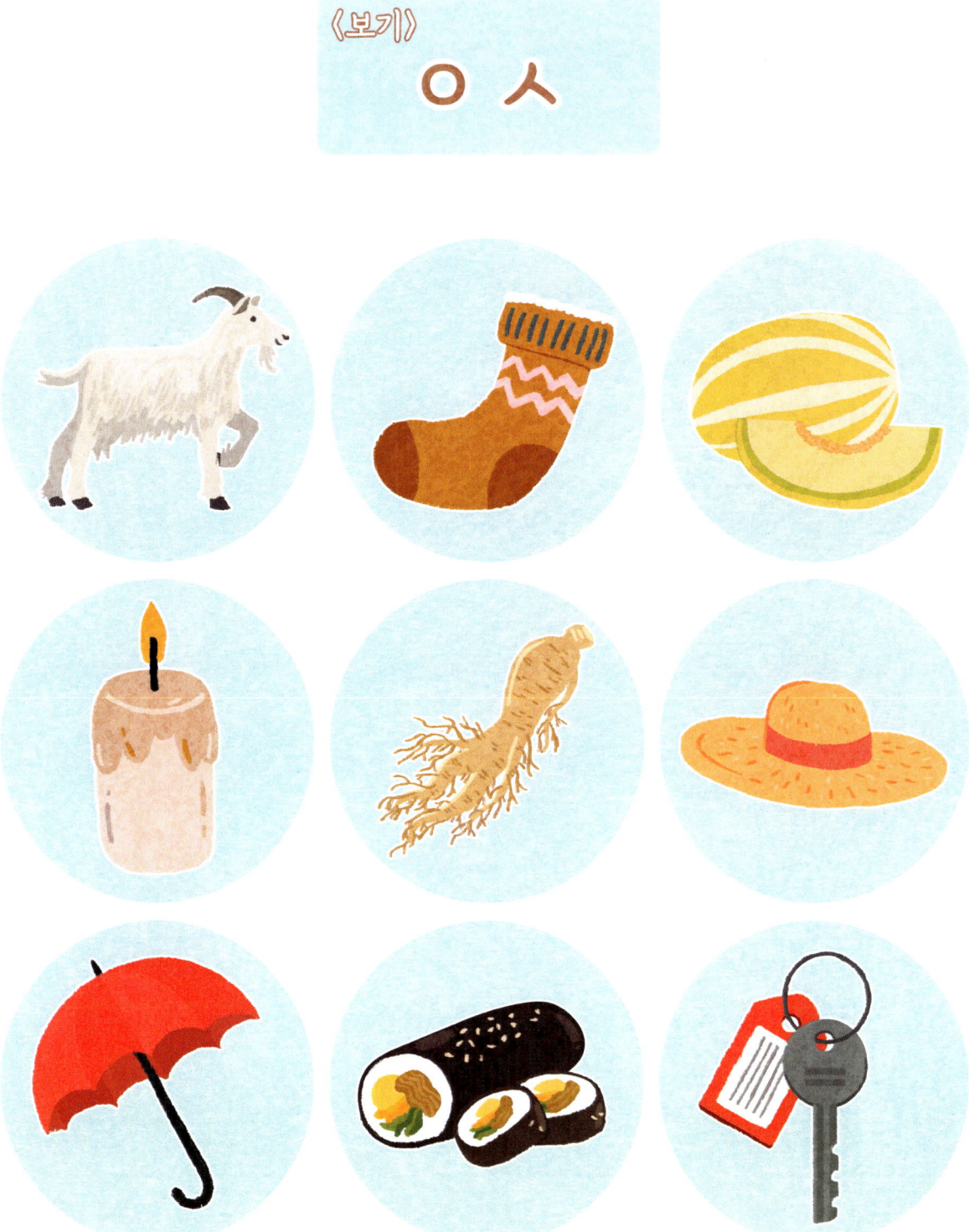

표 완성하기

<보기>를 참고하여 그림을 그려 보고, 표를 완성해 보세요.

모양 \ 색깔	분홍색	초록색	하늘색
☂	<보기> 🌂		
♥			
★			
👕			

계산력 훈련 년 월 일 요일

그래프 완성하기

표를 참고하여, 각각의 사람이 운동한 시간만큼 그래프를 색칠해 보세요.

《일주일 동안 운동한 시간》

이름	경희	범수	춘자	연표	성환
운동한 시간	4	5	3	8	6

시간\이름	경희	범수	춘자	연표	성환
8					
7					
6					
5					
4	예시				
3					
2					
1					

가장 많이 운동한 사람은 누구인가요? 정답: _____

가장 적게 운동한 사람은 누구인가요? 정답: _____

그림과 의성어 연결하기

그림에 알맞은 의성어를 선으로 연결해 보세요.

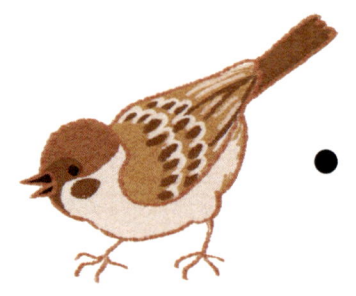 • • 째깍째깍

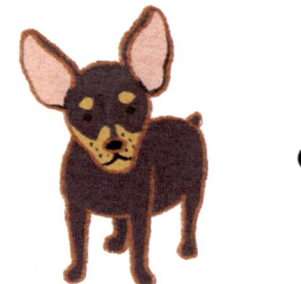 • • 찰칵찰칵

 • • 짹짹

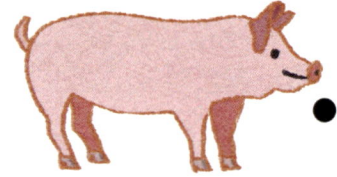 • • 멍멍

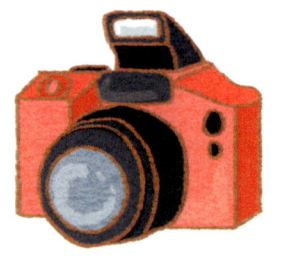 • • 꿀꿀

규칙 적용하기

제시된 규칙을 따라 빈칸에 그림을 그려보세요.

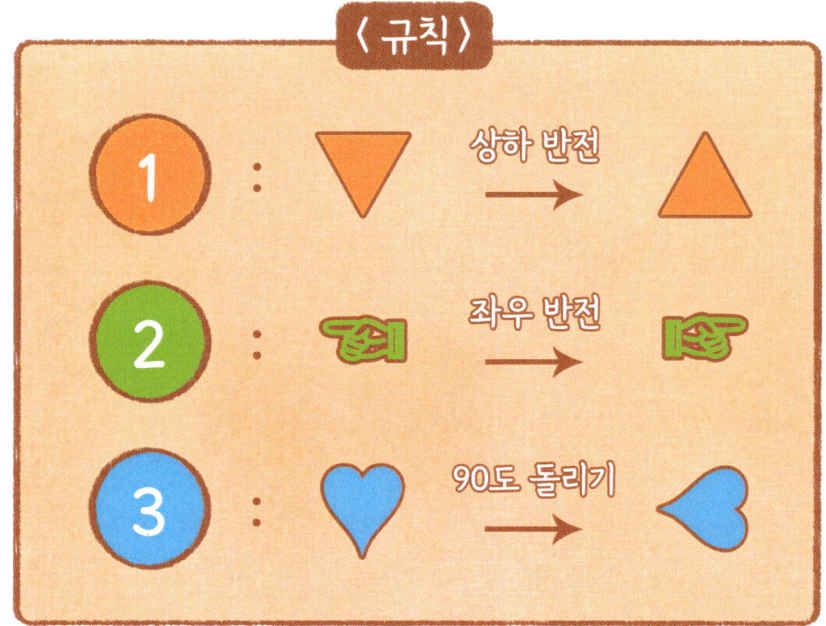

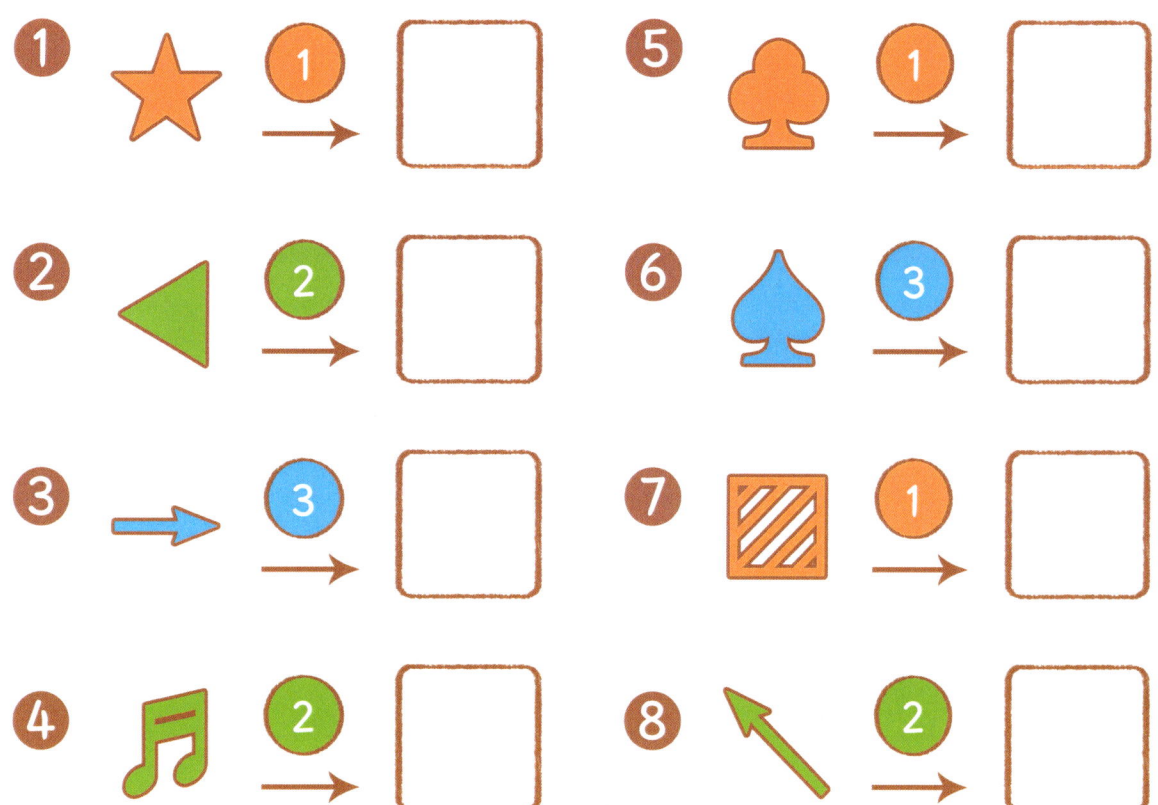

반쪽 그림 그리기

대칭으로 그림을 완성한 후, 원하는 색으로 색칠해 보세요.

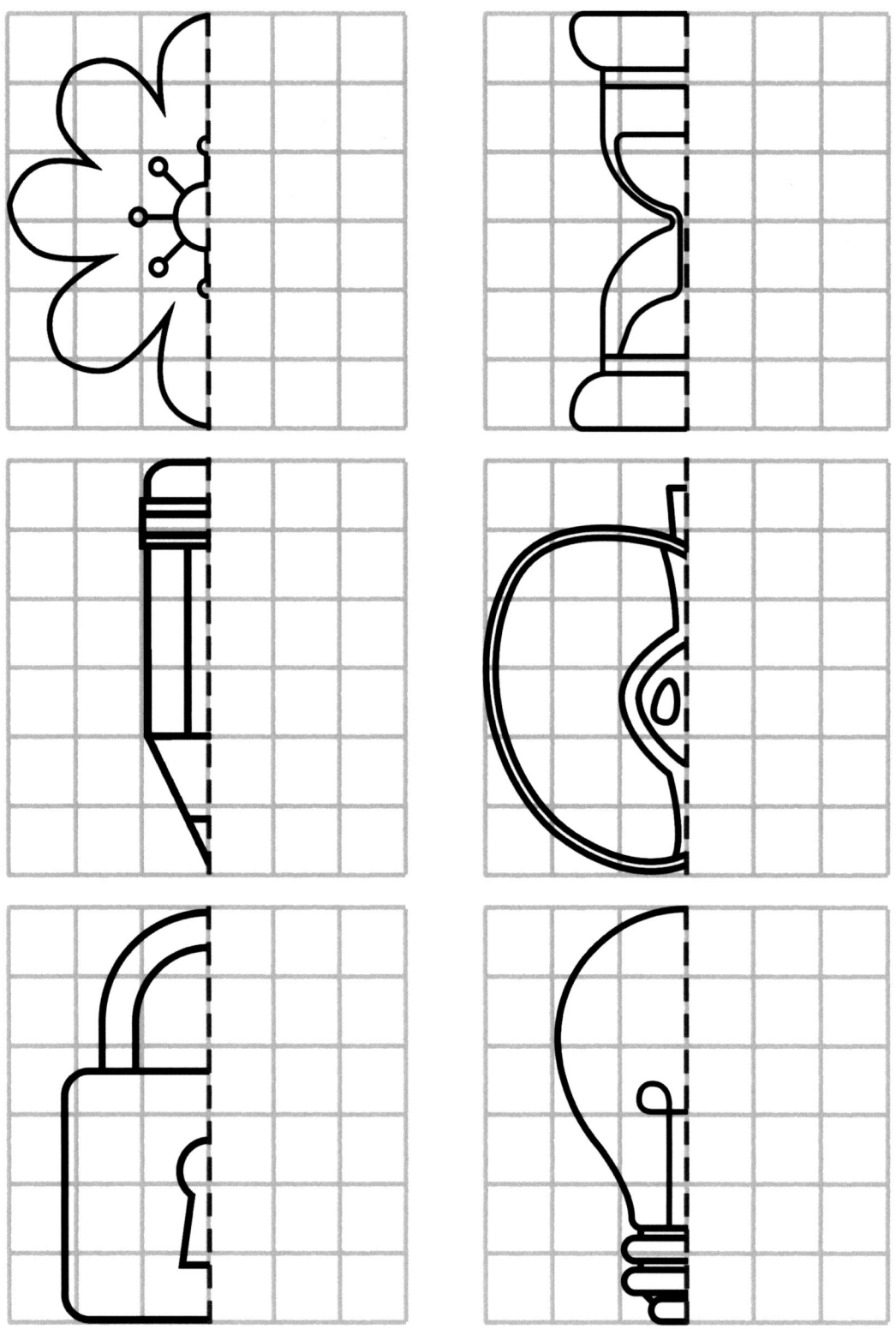

애국가 1

애국가를 따라 부르며 내용을 기억해 보고, 다음 장으로 넘어가세요.

안익태 작곡

(1절)
동해 물과 백두산이 마르고 닳도록
하느님이 보우하사 우리나라 만세

(2절)
남산 위에 저 소나무 철갑을 두른 듯
바람서리 불변함은 우리 기상일세

(3절)
가을 하늘 공활한데 높고 구름 없이
밝은 달은 우리 가슴 일편단심일세

(4절)
이 기상과 이 맘으로 충성을 다하여
괴로우나 즐거우나 나라 사랑하세

(후렴)
무궁화 삼천리 화려 강산
대한 사람 대한으로 길이 보전하세

애국가 2

앞 장을 잘 기억해 보고, 아래 질문에 답해보세요.

1. 1절에서 나오지 않은 장소는 어디인가요?

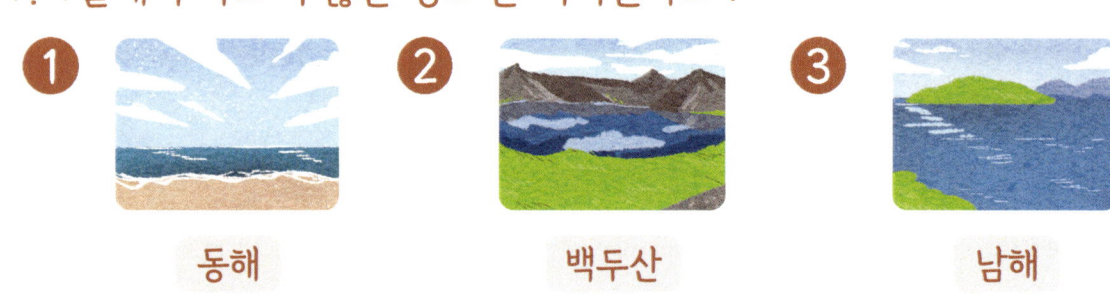

2. 2절에서 나온 나무는 무슨 나무인가요?

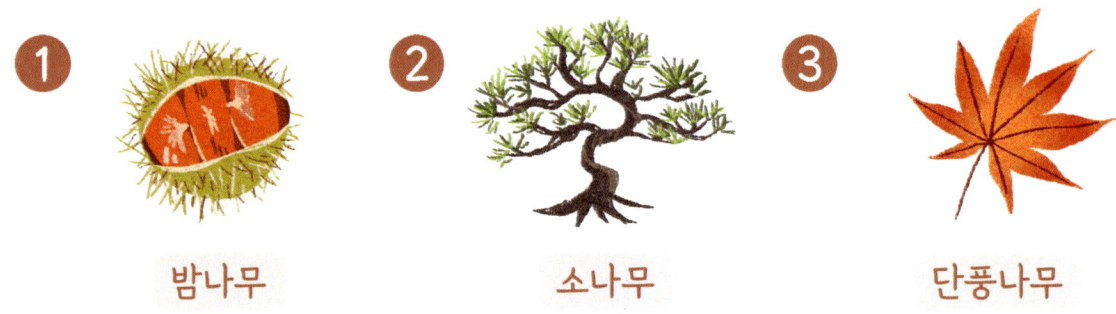

3. 3절에서 나오는 계절은 무엇인가요?

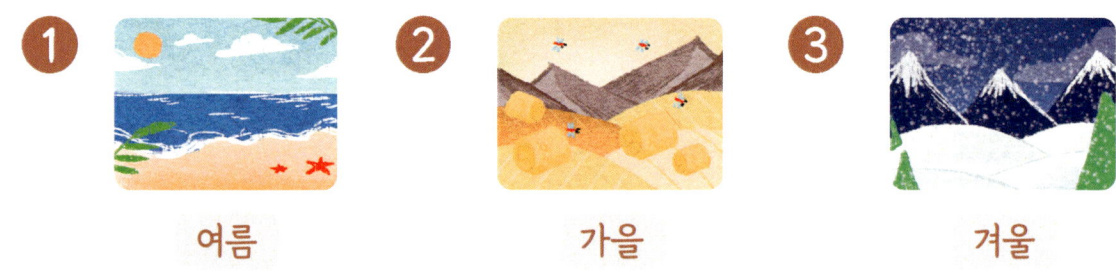

4. 후렴에 나온 꽃으로 옳은 것은 무엇인가요?

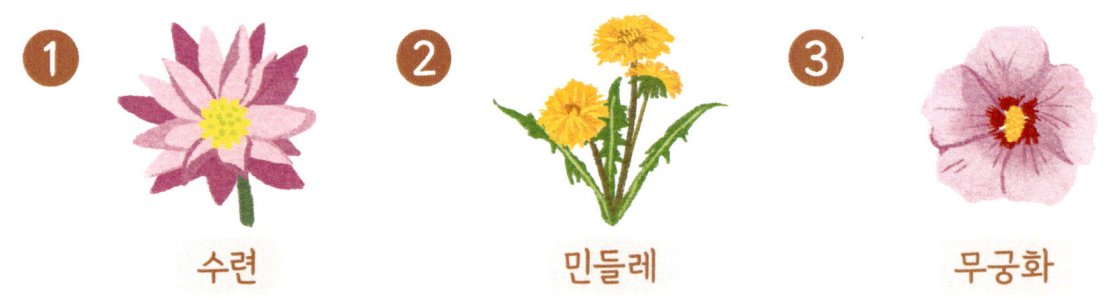

어제 일기

어제의 모습을 떠올리며, 어제의 일기를 적어봐요.

✸ 어제 날씨는 어땠나요?

✸ 어제 기분은 어땠나요? 나의 모습을 그려봐요.
😊 좋았어요.   😐 보통이었어요.   😔 우울했어요.
🙂 괜찮았어요.   😠 화났어요.   😢 슬펐어요.

✸ 어제는 어떤 음식을 먹었나요?

아침: _____

점심: _____

저녁: _____

간식: _____

가장 맛있었던 음식: _____

✸ 어제 어떤 사람을 만났는지 적어보세요.

_____

✸ 어제 어떤 곳에 갔는지 적어보세요.

_____

✸ 어제 무슨 일을 했는지 적어보세요.

_____

_____

정답

p.1
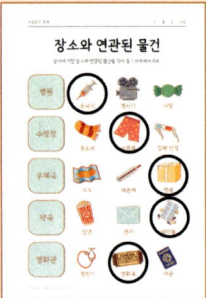

p.2
1. 개
2. 고추
3. 하룻강아지
4. 새, 쥐
5. 고래, 새우

p.3
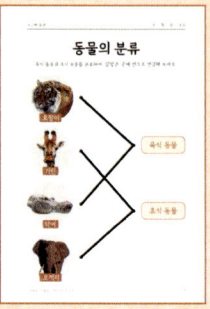

p.4
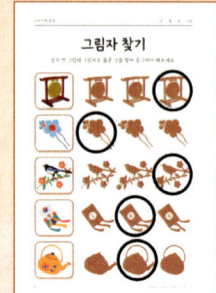

p.5
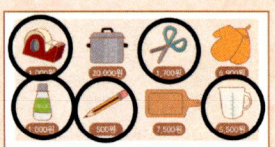
6,700원
5

p.6
3

p.7
바나나
복숭아
한라봉
무화과
파인애플

p.8
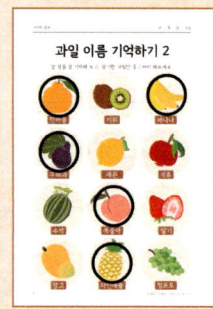

p.10
213
132
321
312

p.11
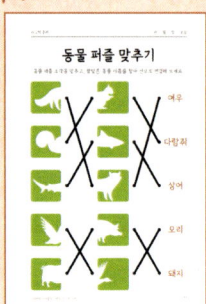

p.13
1. +   6. −
2. −   7. −
3. +   8. +
4. +   9. −
5. −   10. +

p.14
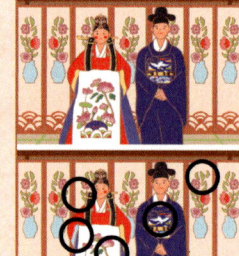

p.15
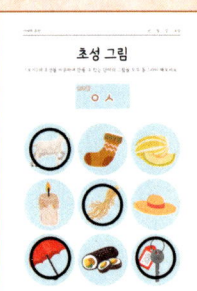

p.16
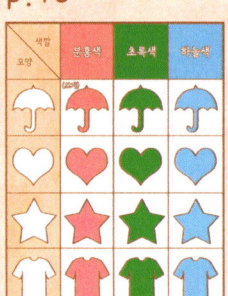

p.17
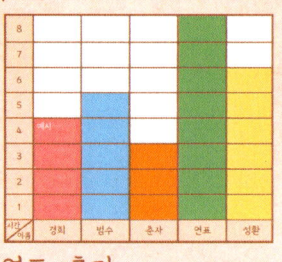
연표, 춘자

p.18
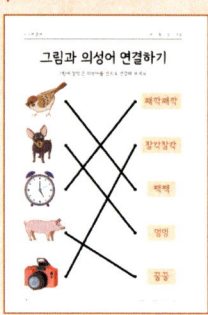

p.19
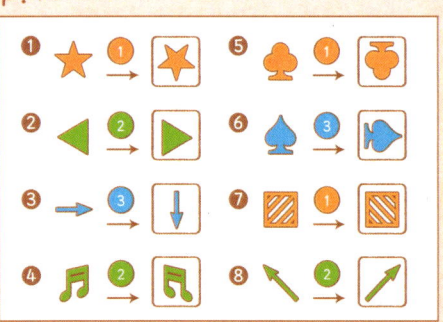

p.20
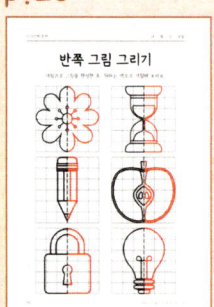

p.22
1. 3
2. 2
3. 2
4. 3